AF460116

DU

RHUMATISME

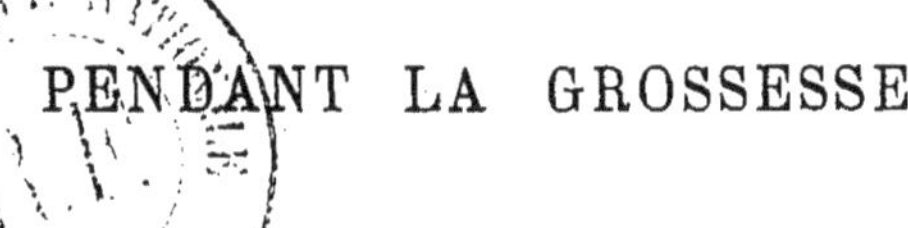

PENDANT LA GROSSESSE

PAR

Jules TISON

DOCTEUR EN MÉDECINE

Ancien externe des hôpitaux de Paris.

PARIS

V. A. DELAHAYE ET Ce, LIBRAIRES-ÉDITEURS

PLACE DE L'ÉCOLE-DE-MÉDECINE, 23

1876

DU

RHUMATISME

PENDANT LA GROSSESSE

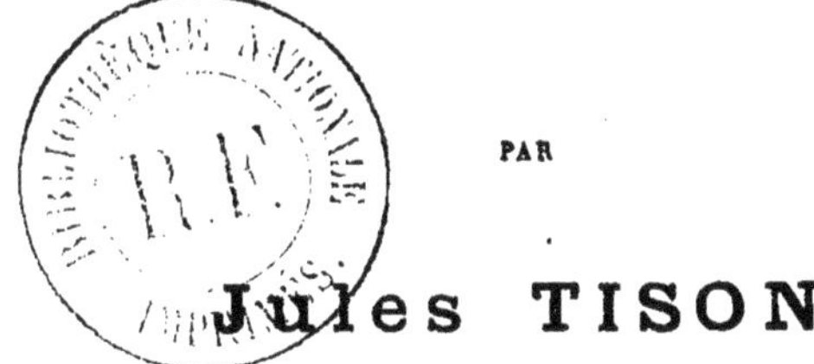

PAR

Jules TISON

DOCTEUR EN MÉDECINE

Ancien externe des hôpitaux de Paris.

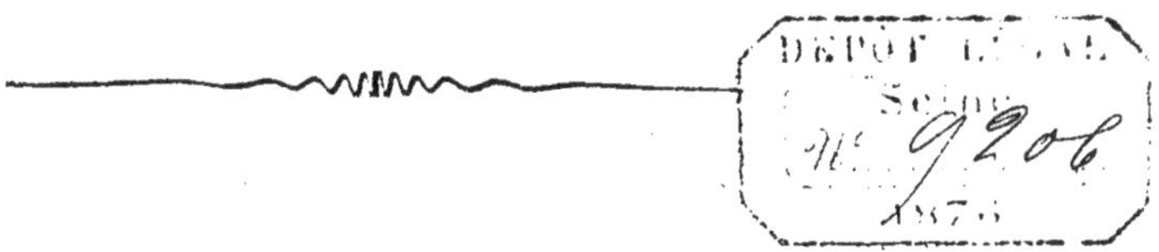

PARIS

V. A. DELAHAYE ET Cie, LIBRAIRES-ÉDITEURS

PLACE DE L'ÉCOLE-DE-MÉDECINE, 23

1876

DU

RHUMATISME

PENDANT LA GROSSESSE

Historique.

Il n'y a pas longtemps que les auteurs ont remarqué l'influence de la grossesse sur le rhumatisme. Tous les cas qui survenaient pendant la gestation étaient considérés comme rhumatisme articulaire chronique, ou comme rhumatisme fixe.

Dans son *Traité du rhumatisme articulaire,* M. Bouillaud rapporte, mais sans attacher aucune importance à l'état de gestation, deux observations de rhumatisme survenu pendant la grossesse : la XIe, comme preuve du rhumatisme articulaire, aigu, suppuré, et la CXXVII^e^, pour montrer la ténacité du rhumatisme quand il se fixe sur une articulation.

En 1853, M. Charcot, dans sa thèse inaugurale, considère la grossesse comme cause occasionnelle de rhumatisme, et fait la remarque suivante : « Dans quatre de nos observations, les jointures ont été prises, pour la première fois, vers la fin de la grossesse, ou quelques semaines après un accouchement naturel. »

La même année, Trastour (*Thèses de Paris,* 1853) dit que les femmes interrogées au point de vue de la cause de leur affection, en ont fait coïncider le début avec une grossesse, un accouchement, l'âge critique, la chlorose, etc.

En 1865, M. Feuillet étudie « *les arthrites du bassin qui surviennent pendant la grossesse et après l'accouchement.* » Mais c'est surtout à Lorain, ravi si brusquement et si prématurément à la science médicale, que revient l'honneur d'avoir attiré l'attention des médecins sur la relation qui existe entre le rhumatisme et les affections des organes génitaux en général et la grossesse en particulier.

En 1866, il communique à la Société de médecine des hôpitaux ses idées sur le rhumatisme génital, et, en 1867 et 1868, paraissent les deux thèses de MM. Vaille et Vachée, l'une sur le rhumatisme puerpéral, l'autre sur le rhumatisme uro-génital.

En 1870, M. Brauenberger étudie les manifestations rhumatismales de la puerpéralité. Depuis, les recherches se sont surtout portées sur le rhumatisme blennorrhagique, qui, pour les partisans des idées de Lorain, n'est, avec le rhumatisme pendant la grossesse et le rhumatisme puerpéral, qu'une partie du rhumatisme génital. (Par rhumatisme puerpéral, nous entendons celui qui survient pendant la période qui s'écoule depuis le décollement du placenta jusqu'au retour des règles, et non le rhumatisme qu'on observe pendant la période menstruelle, la grossesse, après l'accouchement et pendant l'allaitement).

Nature.

Existe-t-il un rhumatisme de la grossesse? Le rhumatisme offre, pendant la grossesse, des particularités importantes au point de vue de son origine, de sa forme, de sa durée et de son pronostic ; mais, selon nous, il n'en rentre pas moins pour cela dans la désignation générale. Vouloir en faire une espèce morbide spéciale et bien déterminée, ce serait pousser trop loin l'amour de la nouveauté et abuser des mots au détriment des faits. Il trouve sa place entre le rhumatisme articulaire aigu et le rhumatisme chronique ; il en est pour ainsi dire le trait d'union, et il y a entre les différents cas de rhumatisme la même gradation qu'entre les espèces et les genres en histoire naturelle ; le passage de l'un à l'autre est insensible, et on peut répéter ici le vieil adage : « *Natura non facit saltus.* » Il n'y a pas un rhumatisme idéal ; mais il y a des cas de rhumatisme qui se ressemblent autant par certains côtés, qu'ils diffèrent et sont opposés par d'autres. M. Bouillaud est de cet avis, quand il signale les différentes variétés de rhumatisme dignes de l'attention des médecins.

« Les affections qui portent le nom de rhumatisme revêtent des formes si diverses, selon les différents degrés d'intensité dont le mal est susceptible, et selon qu'il siége dans tel ou tel tissu, dans tel ou tel organe extérieur ou intérieur, qu'il semble, au premier abord, qu'on a désigné sous une seule et même dénomination des états morbides essentiellement distincts les uns des autres. L'analyse exacte de toutes ces formes rhumatismales, depuis celles qui consistent en douleurs fugaces, errantes, vagabondes, mobiles comme l'éclair, qu'on appelle douleurs rhumatismales ou simplement douleurs, jusqu'à cette forme violente qui porte le nom de rhumatisme articulaire aigu plus ou moins fixe, ou de fièvre rhumatismale ; l'exposition de leurs caractères communs et de leurs caractères spéciaux, ne se trouvent dans aucun des ouvrages qui ont paru jusqu'ici sur le rhumatisme. » (BOUILLAUD, *Traité du rhumatisme articulaire.*)

Nous verrons par la suite que, si l'on veut rapprocher le rhumatisme pendant la grossesse d'une variété connue, c'est à côté du rhumatisme blennorrhagique, auquel il ressemble tant, qu'il doit trouver sa place.

Etiologie

Un fait frappe en parcourant les observations citées dans ce travail, c'est que la plus grande partie des femmes, d'ailleurs robustes et d'une bonne constitution, se sont trouvées prises de douleurs articulaires sans cause apparente. Deux ont bien fait une chute, il est vrai (obs. V. et obs. XVI), mais chez l'une les douleurs ne se sont fait sentir que trois semaines après, et de plus, toutes deux déclarent ne s'être fait aucun mal. Deux ou trois autres ont vu apparaître les douleurs à l'occasion d'un refroidissement. D'autre part, toutes ces femmes étaient enceintes, et, en général, vers le milieu de la gestation ; on ne peut donc refuser à la grossesse une cause tout au moins prédisposante. Mais les auteurs qui admettent l'influence de la gestation dans la production du rhumatisme, ne sont pas tout à fait d'accord entre eux. Les uns pensent qu'il est complétement sous la dépendance de la grossesse, les autres en voient la cause dans les affections dont les organes génitaux sont si fréquemment le siége pendant l'état de gravidité : les écoulements de l'urèthre, du vagin et du col de l'utérus.

Voici ce que nous trouvons, concernant ce sujet, dans la *Gazette des hôpitaux* (1875, n° 89) :

« Avant l'accouchement déjà, suivant M. Lorain, il existe chez la femme enceinte un état morbide des voies génito-urinaires qui, plus ou moins marqué, peut les prédisposer à des arthrites analogues aux arthrites blennorrhagiques. Le col utérin, le vagin ne sont pas seuls en cause. Chez la plupart, il est facile de constater aussi un certain degré d'uréthrite. En effet, ayant examiné à ce point de vue toutes les femmes qui étaient entrées dans le service pour y accoucher, M. Lorain nous a montré que, même fort peu de temps après la miction, on pouvait faire sourdre de leur urèthre, en pressant d'arrière en avant, une gouttelette d'un liquide blanchâtre semblable à du pus. Quelques-unes accusent de la douleur en urinant.

Ce ne serait point dû à la coïncidence de quelque ancienne blennorrhagie, réveillée par la congestion générale de la muqueuse. Le pus uréthral, de même que le pus qui s'écoule, en quantité quelquefois considérable, du col utérin, et qui baigne le vagin, serait le résultat normal de grossesse. M. Lorain n'en doute pas, car il a obtenu ces mêmes écoulements chez des jeunes femmes de sa clientèle, incontestablement très-saines. Il a même vu chez l'une d'elles les végétations, qui s'étaient produites par le contact de ce liquide irritant, se transmettre au mari. Ainsi la femme enceinte est, à ses yeux, toujours une femme malade, en ce qui touche les organes génito-urinaires. Le rhumatisme génital est donc aussi peu surprenant chez elle que chez un homme qui vient d'être sondé. »

Pour Lorain, le rhumatisme pendant la grossesse présente donc le plus souvent la même étiologie que le rhumatisme blennorrhagique, et l'état de gestation n'est que secondaire ; il n'agit qu'en prédisposant la femme à des écoulements leucorrhéiques.

Pour M. Vachée (*Thèses de Paris,* 1868), les femmes présentent une disposition particulière à contracter, par l'intermédiaire de l'appareil génital, non de l'urèthre seul, mais de l'utérus, du vagin et de l'urèthre confondus, l'état rhumatismal qui a un rapport de parenté visible avec le rhumatisme blennorrhagique.

M. Vaille (*Thèses de Paris,* 1867) est moins affirmatif. Il dit que l'accouchement naturel ou prématuré a suffi pour amener très-rapidement des guérisons, alors que l'on pouvait redouter presque des tumeurs blanches, tant la chronicité était bien établie, et tant les phénomènes locaux présentaient de gravité. Il ajoute : « Nous ne savons si, dans ces cas, les arthrites étaient liées à des leucorrhées ou flueurs blanches, qui auraient disparu alors que l'on faisait changer les conditions de la vie de la femme ; mais nous serions pourtant assez portés à le préjuger. »

Les quatre observations suivantes semblent prouver cette manière de voir.

Observation I.

B... Louise, âgée de 20 ans, est enceinte pour la première fois et est arrivée au neuvième mois de sa grossesse. Elle est couchée aujourd'hui, 10 avril 1867, au n° 28 de la salle Saint-Antoine, Hôtel-Dieu, service de M. Fournier, agrégé de la Faculté.

Cette femme, qui ne paraît pas avoir d'antécédent rhumatismal, a éprouvé, il y a quatre semaines environ, quelques frissons assez intenses, à la suite desquels se sont montrées des douleurs articulaires, simultanément dans le genou, le coude, l'articulation temporo-maxillaire du côté gauche, et vers l'articulation métacarpo-phalangienne du médius droit.

Depuis quelques jours déjà, la malade ne se plaint plus du genou qui, du reste, n'a jamais offert de gonflement ni de rougeur. L'articulation de la mâchoire est sensible, un peu gonflée.

L'articulation métacarpo-phalangienne est le siége d'une tuméfaction rouge-bleuâtre, résistant sous le doigt, d'une sensibilité assez médiocre.

Mais le coude est excessivement douloureux, déformé; on y constate un épanchement considérable qui ne s'est pas résorbé, malgré l'application d'un vésicatoire. Tout fait présager que la terminaison la plus heureuse ne peut-être que l'ankylose.

Les symptômes généraux sont peu graves; il n'y a pas de fièvre et la malade n'a pas perdu l'appétit.

Nous devons noter que M. Fournier a constaté ici l'existence d'un écoulement uréthral. (Vaille, *Du rhumatisme puerpéral*, Thèses de Paris, 1867, 29).

Observation II.

La nommée Gilbert Marie, âgée de 22 ans, cantinière, est entrée le 21 octobre 1867.

Brune, elle a été bien réglée pendant dix ans; depuis le mois de janvier 1867 seulement, elle a vu apparaître une leucorrhée abondante.

Le 17 octobre, elle a commencé à souffrir de la main droite, qui s'est légèrement tuméfiée; apyrexie complète.

Le 21, elle entre à la Clinique. La main gauche est envahie ainsi que le genou droit; le cœur est parfaitement libre.

Le 27, la face dorsale de la main gauche est tuméfiée; les mouvements des doigts et des poignets sont douloureux, le poignet droit est aussi douloureux; le cœur reste libre.

Prescription : sulfate de quinine, 0 gr. 60, deux bouillons, deux potages.

Le 1er novembre, la main est toujours douloureuse, pourtant il n'y a pas de fièvre.

Le 2, la main gauche est prise.

Le 3, elle va bien.

Le 4, même état de la main, on applique un vésicatoire volant, à minuit elle est prise de douleurs.

Le 5, il y a rupture des membranes, et elle accouche à 3 heures et demie, après 25 heures de travail

Le pouls est à 60 pulsations, l'utérus bien revenu; un peu de sensibilité du ventre du côté droit; elle n'a pas encore uriné.

Le soir, bien, apyrexie, ventre indolore.

Le 6, le poignet va un peu mieux, deux grands frissons, le premier a duré près d'une heure et le second une demi-heure; le ventre n'est pas entièrement sensible; il n'est pas très-ballonné; pouls à 92, la peau est chaude, la soif est vive, la bouche est mauvaise, elle a même quelques nausées.

Le soir pas de selles.

Le 7, elle ne va pas trop mal, le matin.

Le soir, le pouls est à 96; la peau cependant n'est pas mauvaise, le ventre est mou et flexible, l'etat général est plus satisfaisant.

Le 8, après-midi, elle a un crachement de sang, le ventre est moins sensible, la peau est moins chaude, le pouls est à 92, elle n'a pas envie de vomir, la langue est humide et bonne.

Le 9, le ventre va bien, le poignet va mieux, il y a apyrexie.

Le 10, elle a un peu de diarrhée, mais, en somme, elle va bien; on lui donne 2 grammes de diascordium et un quart de lavement laudanisé.

Le 12, la diarrhée va mieux ; on continue le diascordium.

Le 15, le poignet se dégage complètement.

Le 18, elle sort guérie (Vachée. *Symptômes et diagnostic du rhumatisme uro-génitifal*, Thèses de Paris, 1868, Observ. VIII, 49).

Observation III.

Le 28 mars 1867, est entrée dans le service de M. Lorain (hôpital Saint-Antoine) la nommée M... (Césarine), âgée de 19 ans. Elle n'a jamais eu de rhumatisme; son père a eu une tumeur blanche du genou, qui lui a laissé une ankylose.

Cette femme est arrivée environ à son septième mois de grossesse; elle n'a jusqu'ici présenté que des varices et un peu d'œdème de la jambe gauche.

Dans la nuit du 23 au 24 mars, elle se réveille en accusant au poignet droit de la douleur, accompagnée de rougeur et d'un très-faible gonflement.

Le 25 mars seulement, elle eut un violent frisson, avec claquement de dents, qui dura toute la journée; les coudes devenaient en même temps douloureux et les mouvements y étaient moins faciles; l'appétit nul, la soif vive.

Le 26, les deux genoux sont envahis, l'épaule droite surtout est douloureuse; la pression des doigts est difficilement supportée au côté externe des deux articulations tibio-tarsiennes, sous les malléoles.

Les symptômes généraux sont les mêmes qu'hier; frissons.

Le 27, la malade entre à l'hôpital.

Le 28, elle n'a plus eu de frissons hier; l'appétit est toujours nul; il n'y a ni constipation, ni diarrhée; la soif est vive; la figure est un peu rouge, mais il n'y a ni chaleur, ni sueurs à la peau; le pouls est à 90.

Souffle léger au cœur se prolongeant dans les vaisseaux du cou.

Le pied droit est douloureux sous les malléoles, mais il n'y a là ni rougeur, ni œdème; le genou gauche est augmenté de volume, mais on ne peut y trouver de fluctuation qu'en pressant, non plus sur la rotule elle-même, qui n'est pas soulevée, mais sur les parties circonvoisines et en particulier à la partie latérale interne. Le genou droit est à peine sensible.

A l'examen au spéculum, on reconnaît qu'il se fait par les parties génitales un écoulement blanc, jaunâtre, liquide, puriforme, d'une assez grande abondance. Le col utérin est sain à sa lèvre antérieure, mais la lèvre postérieure est rouge vif; on y voit des granulations qui paraissent de consistance mollasse, très-petites, et se pressant sur les bords du col, où elles pourraient, au premier abord, être prises pour une ulcération profonde. D'ailleurs les parois vaginales et les parois externes de la génération ont pris la coloration bleuâtre qu'elles présentent chez toutes les femmes enceintes.

Le 1er avril, la malade a constamment froid aux pieds; elle a eu un frisson général la nuit dernière. L'appétit est toujours nul, la langue un peu blanchâtre; il n'y a que fort peu de réaction fébrile au moment où nous la voyons.

Les deux genoux sont toujours sensibles, mais il y a pourtant une amélioration depuis notre dernière visite; les deux épaules sont prises, mais sans symptômes bien aigus.

Le 5 avril, presque toutes les jointures sont indolores; la malade ne se plaint plus que de l'articulation sterno-claviculaire droite. Le genou gauche est douloureux, tuméfié; il n'y a pas d'épanchement sous la rotule, mais on trouve de la fluctuation sur le côté interne de la jointure.

La malade n'a que peu de fièvre le jour, mais la nuit elle se plaint de sueurs abondantes; elle a peu d'appétit.

Le 8 avril, pouls à 100; les sueurs reviennent encore toutes les nuits; peu d'appétit.

Le genou est toujours douloureux, le gonflement paraît

moindre; l'articúlation sterno-claviculaire droite est le siége d'un gonflement assez marqué, bien circonscrit, fluctuant, sans changement de couleur à la peau. La sensibilité à la pression y est assez vive. Les accidents semblent se passer du côté de la synoviale articulaire.

Malgré cela la malade veut sortir de l'hôpital (Vaille. *Du rhumatisme puerpéral*, Thèses de Paris, 1867, 42).

Observation IV.

Au n° 8 de la salle Saint-Basile, à la Charité, était couchée, au mois d'août 1872, une jeune Allemande de 23 ans; bonne constitution, tempérament un peu lymppatique, pas de maladies antérieures. Il n'y a pas de rhumatisme dans sa famille, elle-même n'en a jamais eu. Elle accuse des douleurs qui après avoir été vives à l'épaule gauche, se sont localisées au poignet du même côté. L'articulation est le siége d'une vive inflammation avec rougeur, chaleur et gonflement du tissu cellulaire ambiant; les mouvements sont horriblement douloureux. La rougeur et l'empâtement remontent dans l'avant-bras, le long des gaînes tendineuses et descendent, sur le dos de la main, de façon à simuler un vaste phlegmon diffus.

On chercha la cause de ces accidents, et cette pauvre fille avoua que depuis quelques jours déjà elle perdait beaucoup en blanc, son linge était taché, elle éprouvait du picotement et une sensation de brûlure, surtout pendant la miction; *elle avait bien une uréthrite spécifique*... Application de sangsues, frictions d'onguent napolitain, cataplasmes, rien ne fut négligé pour combattre l'inflammation, la résolution se fit attendre; puis il fallut guérir les roideurs consécutives des doigts et des articulations radio-carpiennes. Tout cela fut obtenu avec tout le succès désirable, grâce aux moyens déjà indiqués et aux douches de vapeur, mais non sans peine, car la malade ne sortit que fort longtemps après. Cette observation a offert une particularité qu'il n'est pas inutile de mettre en lumière : *cette pauvre fille se trouvait être enceinte et, dans le cours de son arthrite elle fit une fausse couche qui ne modifia en rien cette affection* (Eliçagaray, IVe obs., Thèses de Paris, 1873. *Du rhumatisme blennorrhagique*).

Dans ces quatre observations, en même temps que la grossesse, il y a eu écoulement leucorrhéique ou uréthral, et dans toutes il est impossible de trouver une des causes auxquelles on attribue généralement le rhumatisme articulaire ; ni le froid, ni la contusion, ni l'hérédité, ni les antécédents des malades ne peuvent être invoqués comme cause même occasionnelle.

Dans les deux suivantes, avec l'écoulement leucorrhéique ou uréthral, il y a, chez la première malade, une chute légère, chez la seconde, l'influence du froid. En effet, trois jours avant l'apparition des douleurs, elle s'était assise sur une pierre humide, sous une porte cochère. De plus, il y avait non-seulement leucorrhée, mais même blennorrhagie.

Observation V.

La nommée N..., âgée de 25 ans, cordonnière, est entrée, le 6 avril 1876, à l'Hôtel-Dieu, dans le service de M. Richet, pour une affection du poignet.

Réglée à 16 ans, elle n'a jamais eu de menstruation abondante, mais s'est toujours bien portée. Elle habite Paris depuis deux ans et n'a dans sa famille aucun antécédent rhumatismal.

L'année dernière, elle a fait une fausse couche à cinq mois et demi, et elle est actuellement enceinte de huit mois et demi. Depuis trois semaines. il lui est survenu un écoulement leucorrhéique très-abondant.

Dans les derniers jours du mois de mars, elle tomba sur les genoux et la main droite, et se releva à l'instant sans avoir éprouvé aucune douleur.

Le lendemain matin, elle ressentit dans l'épaule droite une douleur qui disparut au bout de quelques heures, pour descendre, dit-elle, dans le poignet et la main droite. Le premier jour, il y avait très-peu de gonflement et de douleur; le lendemain, ces deux symptômes s'accentuèrent de plus en plus, et une tuméfaction assez considérable, accompagnée de rougeur, finit par envahir toute la circonférence de l'articulation radio-carpienne. Pendant huit jours, elle se frictionne vainement avec de l'eau-de-vie camphrée.

C'est alors qu'elle entre dans le service de M. le professeur Richet, qui immobilise la main au moyen d'une planchette et fait appliquer un vésicatoire. Cette médication et des badigeonnages avec la teinture d'iode firent disparaître la douleur lancinante et procurèrent à la malade un peu de sommeil.

Le 23 avril, elle passe dans le service de M. Fauvel, où elle accouche à une heure du soir.

Après l'accouchement il y a une grande amélioration dans le poignet; mais l'articulation médio-carpienne reste tuméfiée et douloureuse.

Le 2 mai, le poignet est tout à fait guéri, mais il n'en est pas de même de l'articulation médio carpienne.

Le 6, l'état est absolument le même.

Le 12, elle part au Vésinet avec une articulation améliorée, mais loin d'être guerie.

Observation VI.

La nommée V..., couturière, âgée de 22 ans, entrée, le 27 septembre 1871, à Saint-Louis, salle Saint-Thomas, lit nº 26.

Antécédents de la malade. Pas d'antécédents de lymphatisme dans la première enfance. Réglée à 14 ans et depuis régulièrement, elle est ordinairement leucorrhéique, surtout depuis un voyage fait en 1860 en Angleterre.

Elle est enceinte de cinq mois, primipare. La personne qui cohabite avec cette jeune femme a eu, il y a trois semaines, un écoulement actuellement en voie de guérison. Depuis la même époque, la malade, qui a des relations fréquentes, s'est aperçue qu'elle urinait difficilement avec une sensation de brûlure.

Examinée actuellement, elle présente un très-léger écoulement uréthral, mais un écoulement vaginal considérable, purulent. Le col, examiné au spéculum, est ramolli, granuleux, baignant dans du pus crémeux accumulé dans les culs-de-sac. Peu ou point d'adénite inguinale. Il y a trois jours, cette malade, surprise par une averse, se réfugia sous une porte cochère et s'assit sur une pierre humide. Le lendemain, elle éprouva des douleurs vagues dans les deux genoux. Depuis hier matin, le genou droit est le siége d'une inflammation intense avec épanchement assez considérable dans l'articulation, sans changement de coloration à la peau, sans grande douleur à la pression. Les mouvements de l'articulation sont douloureux, le membre est très-faible.

La marche est rendue très-difficile, surtout depuis aujourd'hui. La malade, qui éprouve depuis longtemps des palpitations, présente un bruit de souffle systolique à la base, prolongé dans les carotides; il est entendu par retentissement à la pointe. La langue est saburrale, l'appétit diminué. Depuis avant-hier, il y a eu de la fièvre, surtout le soir. Pouls, 100, petit, dépressible, mou.

30 septembre, fièvre assez intense. Pouls, 100, souffle augmenté: épanchement assez considérable; pas de *thrill*. M. Lallier est convaincu que ce souffle continue d'être anémique.

1er octobre, douze sangsues autour de l'articulation.

Le 5, l'articulation est toujours très-tuméfiée et douloureuse. M. Lallier propose la compression pour apaiser la douleur.

Le 9, la malade sort malgré nos conseils (THIERRY. *Du rhumatisme blennorrhagique*. Thèses de Paris, 1873, IVe Obs.).

M. Peter, dans la discussion qui a eu lieu à la Société de médecine des Hôpitaux (1867), n'admet pas d'une manière absolue ces causes, pour ainsi dire spéciales, sinon spécifiques.

« Il croit que tout est occasion pour le rhumatisme, aussi bien le froid, qui est un traumatisme général, que la contusion qui est un traumatisme particulier, aussi bien la maladie blennorrhagique de l'urèthre, que la maladie leucorrhéique de l'utérus, aussi bien enfin l'état de gestation que l'état de parturition. »

Il n'est donc pas entièrement du même avis que les auteurs que nous avons cités plus haut; en effet, ces derniers attribuent le rhumatisme moins à la grossesse elle-même et aux causes ordinaires qu'à l'écoulement qui a lieu par les parties génitales.

C'est aussi notre opinion, mais nous ne la donnons qu'avec la plus grande réserve, en attendant que des faits plus nombreux viennent la confirmer. Car cet écoulement, soit de l'urèthre, soit du vagin, soit du col de l'utérus, n'existe pas dans tous les cas. Il est vrai qu'on le constaterait sans nul doute plus fréquemment si on le cherchait, mais souvent l'examen des malades est incomplet, parce que la femme n'aime pas à dévoiler ce qui se passe du côté de ses organes génitaux. De plus, les accidents éclatent quelquefois à l'occasion d'un traumatisme léger ou d'un refroidissement, et, quoique ces causes paraissent insuffisantes, on ne saurait cependant les négliger.

Nous pensons donc que la grossesse agit de deux manières dans la production du rhumatisme : 1° par le changement profond que la fécondation amène dans l'état général et dans la santé de la femme ; 2° par les écoulements qui existent chez le plus grand nombre des femmes enceintes, et que tous les accoucheurs ont signalés depuis longtemps.

On pourrait nous objecter que dans les observations I, IV et VI, le rhumatisme tenait autant à la blennorrhagie qu'à la grossesse. C'est également à cette première cause qu'on pourrait attribuer et sa ténacité et sa marche spéciale. Nous ferons simplement remarquer que le rhumatisme blennorrhagique est très-rare chez la femme, et que dans plusieurs des exemples cités par les auteurs qui l'ont étudié, il y avait en même temps grossesse.

Symptômes.

Nous pourrions, à l'exemple de plusieurs auteurs, distinguer différentes formes ou variétés dans le rhumatisme pendant la grossesse, mais nous pensons qu'il est plus en rapport avec notre sujet d'énumérer les principaux symptômes du rhumatisme ordinaire, en nous appesantissant toutefois sur ceux auxquels la gestation imprime des modifications, sinon caractéristiques, du moins très-considérables.

L'affection débute assez souvent par des frissons, qui se répètent pendant plusieurs jours ; ils n'ont pas une grande intensité, rarement les malades claquent des dents. Dans la troisième observation, le frisson du début a cependant été violent ; il s'est renouvelé le lendemain et six jours après ; mais dans la majorité des cas, ils ne sont que légers et répétés ; il arrive même qu'ils font tout à fait défaut.

La douleur articulaire peut n'être que le symptôme primitif, et alors elle se déclare souvent tout d'un coup avec une grande intensité ; elle peut aussi se montrer en même temps que le frisson, mais, en général, elle lui succède. Parfois sourde, très-supportable, réveillée seulement par la pression ou les mouvements, elle est, dans d'autres cas, tellement intolérable, qu'elle arrache des cris aux malades les plus courageuses, leur ôte les mouvements, et les prive de sommeil pendant une, deux, et même plusieurs semaines. M. Fournier fait rentrer ces cas dans la *forme douloureuse.*

Ces douleurs sont tantôt fixes, tantôt mobiles, comme dans le rhumatisme articulaire aigu ; elles se déplacent plus fréquemment que le gonflement, qui, une fois en possession d'une articulation, s'y fixe pour plus ou moins longtemps. Aussi, il n'est pas rare de voir sur la même malade, en même temps qu'une articulation fortement tuméfiée, d'autres qui sont seulement douloureuses, sans aucune trace apparente de gonflement. La douleur et le gonflement ne sont pas alors en rapport direct. On a un exemple de la mobilité de la douleur dans la IIIe observation et dans la suivante.

OBSERVATION VII.

Au n° 27 de la clinique d'accouchement (service de M. le professeur Depaul), est couchée la nommée Marie G..., âgée de 19 ans, couturière. Cette femme, de bonne constitution, sans aucun antécédent rhumatismal, a eu ses dernières règles le 5 août 1866.

La grossesse n'a rien présenté d'abord qu'une desquamation générale, sans douleur ni changement de coloration de la peau.

A son entrée à l'hôpital, le 25 mars 1867, elle se plaint de douleurs articulaires. Ces douleurs, depuis quelque temps déjà, s'étaient montrées dans les deux épaules et dans les deux genoux : elles étaient peu stables, allaient d'une articulation à l'autre, et n'étaient accompagnées d'aucune déformation apparente.

Il y a environ quinze jours, c'est-à-dire vers le 10 mars, elles se sont établies dans l'épaule droite et dans le genou gauche. Ces deux articulations n'ont depuis lors cessé d'être douloureuses.

La malade se plaint plus particulièrement de l'épaule qui, pourtant, n'est ni rouge ni gonflée. Les mouvements y sont impossibles, et la pression ne peut être supportée.

Le genou est le siege d'un empâtement volumineux, blafard, d'une sensibilité assez médiocre pendant le repos, mais se réveillant par la pression et les mouvements. Il est facile, par la simple inspection, et surtout par une pression sur la rotule, de constater un épanchement articulaire.

Les phénomènes généraux sont peu graves ; il n'y a pas eu de frissons ; il n'y a pas ou il y a peu de sueurs. L'appétit est conservé aussi bien que le sommeil.

Depuis son entrée à la clinique, elle a éprouvé trois frissons assez violents, accompagnés même de claquement des dents. En dehors de cela, pourtant, l'état général a continué d'être bon et la malade n'a pas cessé de manger.

L'épaule droite revient à l'état normal et la malade ne s'en plaint déjà plus au 5 ou 6 avril.

Le genou a été couvert d'un vésicatoire, mais il continue encore aujourd'hui (9 avril) à être gonflé, douloureux, particulièrement à la partie interne et pendant les mouvements. La sensibilité a cependant beaucoup diminué, aussi bien que la tuméfaction. Il reste encore du liquide sous la rotule (VAILLE, *Du rhumatisme puerpéral.* Thèses de Paris, 28.)

Dans celle qui suit, la douleur est fixe ainsi que le gonflement ; elle persiste plus de deux mois, et, malgré un traitement actif, le poignet, dix jours après l'accouchement, c'est-à-dire quatre mois après le début de l'affection, conserve du gonflement et une roideur considérable.

Observation VIII.

La nommée M...., âgée de 33 ans, blanchisseuse, est entrée à l'hôpital de la Pitié, le 17 novembre 1869, pour une arthrite du poignet droit.

Cette femme est brune, d'une constitution robuste, et n'a jamais eu de manifestations scrofuleuses; pas d'antécédents de même nature dans sa famille; elle a un frère qui jouit d'une bonne santé; elle n'a pas eu d'affection de la peau, ni de maux de gorge. Elle n'aurait jamais eu de pertes blanches, ni aucune affection des parties génitales; point d'adénite inguinale.

Rougeole à l'âge de cinq ans.

Cette femme habite au deuxième étage un logement très-sain; elle repasse le linge depuis l'âge de quinze ans, et n'a jamais séjourné dans les lieux humides. D'ailleurs, elle n'avait jamais eu ni palpitations, ni gastralgie, ni dyspepsie, ni douleurs musculaires ou articulaires, quand au cinquième mois de sa grossesse, elle fut prise de frissonnement, de toux légère, ce qui lui fit penser qu'elle avait une fièvre de rhume.

Le lendemain elle éprouva des douleurs vives dans le poignet droit; elle ne pouvait exécuter aucun mouvement. En même temps cette région avait augmenté de volume, elle était rouge et tendue. Elle consulte un médecin de la ville qui lui fit mettre des cataplasmes pendant quinze ou dix-huit jours, avec de l'onguent mercuriel, puis lui fit appliquer plusieurs vésicatoires.

Ces moyens de traitement ne procurèrent à la malade aucun soulagement. Cette médication par les révulsifs dura deux mois sans résultat.

A cette époque, elle se décida à entrer à l'hôpital de la

Pitié, où l'on renouvela les vésicatoires à plusieurs reprises; enfin on lui appliqua un appareil inamovible.

Un mois après, époque où nous la vîmes, elle offrit l'état suivant.

15 janvier 1870 ; elle est accouchée depuis huit jours, les suites des couches ont été régulières, mais l'articulation du poignet présente une tuméfaction notable, avec un teint blanc mat, ce qui prédomine, c'est la raideur; les mouvements sont encore assez douloureux. On lui applique encore un appareil inamovible. (Brauenberger. *Essai sur les manifestations rhumatoïdes de la puerpéralité*, Thèses de Paris, 1870, Obs. II.)

Les deux observations suivantes sont remarquables par l'instantanéité et l'intensité de la douleur. Dans la première, elle a été le symptôme initial, et, dans la seconde, elle a été précédée de quelques frissons suivis de bouffées de chaleur.

Observation IX.

Le 20 janvier 1868, entre au n° 20 de la salle Saint-Élisabeth, la nommée Marie D... passementière, âgée de 19 ans.

Elle est brune, jouit d'une bonne constitution et n'a jamais eu d'accidents rhumatismaux.

Le 10 janvier, enceinte de quatre mois, elle fut prise tout d'un coup, d'une douleur vive dans le genou droit avec gonflement énorme et rougeur de la peau de cette partie; il lui était impossible de remuer la jambe autant à cause du gonflement qu'à cause des douleurs que la marche provoquait.

Malgré cela elle n'avait aucun mouvement fébrile, et nous n'avons jamais rien observé du côté du cœur.

Le 20 janvier, jour de son entrée, on lui applique vingt

sangsues sur le genou droit et on lui prescrit 0gr.05 d'extrait thébaïque.

Le 24 janvier, comme les douleurs et la rougeur étaient restées les mêmes, on lui fit une nouvelle application de vingt sangsues et on lui donna encore une pilule.

Les jours suivants la rougeur disparut, mais les douleurs et le gonflement persistèrent encore un certain temps.

Le gonflement seul persista jusqu'au moment de l'accouchement. A cette époque, dit la malade, j'ai éprouvé beaucoup de soulagement, j'ai pu, m'aidant d'une chaise, mettre mon pied par terre.

Aujourd'hui 1er juin, elle sort de l'hôpital après cinq mois et demi de séjour avec une ankylose qui est complète depuis un mois.

Les mouvements sont encore douloureux, surtout les mouvements communiqués, et elle souffre encore quand elle essaye de marcher seule en s'aidant d'une chaise.

On a essayé, à différentes époques, de toutes les médications : vésicatoires volants, frictions avec le baume tranquille, la pommade mercurielle, la pommade belladonée, le baume opodeldoch, les bains gélatineux, etc...

Ces derniers temps on a essayé de traiter l'ankylose, en faisant faire avec précaution des mouvements forcés à la malade et avec l'électricité; mais cela n'a pas réussi. (Vachée, *loc. cit.*, 46.)

Observation X.

Parot (Louise), blanchisseuse, âgé de 18 ans, réglée à 14 ans et demi, entre le 12 janvier 1876 dans le service de M. le professeur Verneuil.

Sans être robuste, elle est d'une bonne constitution ; elle a eu une fièvre typhoïde il y a un an et demi ; sa mère est morte poitrinaire ; elle n'a aucun antécédent rhumatismal.

Elle a eu ses dernières règles le 13 octobre, et a senti remuer son enfant depuis huit jours. On ne trouve pas encore les bruits du cœur fœtal.

Dans la nuit du 9 janvier, la malade a éprouvé de légers frissons auxquels succédaient des bouffées de chaleur; en même temps une douleur violente s'est déclarée dans le genou droit qui a commencé à gonfler, tout en conservant sa couleur normale; l'articulation tibio-tarsienne droite était en même temps légèrement tuméfiée et douloureuse.

Le lundi 10, la malade a cependant pu aller à ses occupations; le mardi elle n'a pu quitter le lit, et le lendemain elle est entrée dans le service de M. le professeur Verneuil. Son médecin lui avait fait appliquer un vésicatoire sur le genou.

A son entrée, le gonflement n'est pas très-considérable, les douleurs sont violentes et la température s'élève à 39°; les phénomènes généraux sont peu prononcés, mais la douleur est tellement violente que la malade ne peut remuer le bras sans l'exaspérer.

On place le membre dans une gouttière, on fait des applications de teinture d'iode sur le genou, et on donne à l'intérieur le sulfate de quinine. Le gonflement augmente dans le genou et disparaît de l'articulation tibio-tarsienne.

Au bout de huit jours les douleurs sont encore aussi vives, et on applique un appareil silicaté. Huit jours après, les douleurs sont telles que la malade demande qu'on ôte l'appareil. On y pratique une fenêtre, de façon à surveiller l'articulation et à continuer les applications de teinture d'iode. Le gonflement diminue un peu; les douleurs sont moins vives; la température oscille entre 38° et 39° et vers le 27 janvier elle est à peu près normale.

Jusqu'au 15 février, l'état reste à peu près stationnaire, la malade maigrit, l'appétit est faible; le genou est encore le double de l'autre Quant aux douleurs, elles cessent d'être spontanées, elles ne sont plus réveillées que par la pression, surtout à la partie interne. Les bruits du cœur sont normaux; l'appétit est toujours faible.

Le 27 février, elle se trouve dans un état beaucoup plus satisfaisant, le genou a diminué, la douleur a tout à fait disparu. Elle veut quitter son appareil et marcher. L'appétit est revenu et la santé générale s'est améliorée en même temps temps que l'affection locale.

Le 10 mars, elle a très-bonne mine; plus de gonflement dans le genou, elle se lève.

Le 18, elle sort de l'hôpital, le genou en très-bon état.

Le gonflement se montre peu après les douleurs; il est rarement symétrique. Dans les cas peu douloureux, qui ne sont pas rares, la malade est toute étonnée de se trouver une ou deux articulations tuméfiées sans autre symptôme qu'un peu de gêne dans les mouvements. On le voit quelquefois s'accompagner de rougeur; mais plus souvent les jointures deviennent le siége d'un gonflement, comme pâteux, luisant, d'un ton pâle ou violacé, parfois même sans changement de couleur à la peau, offrant quelque chose de particulier, et qu'on n'oublie pas quand on l'a vu un certain nombre de fois. Ce gonflement tout à fait analogue à celui que l'on observe dans le rhumatisme blennorrhagique est quelquefois résistant; d'autres fois, il est œdémateux et conserve l'impression du doigt. Il ne disparaît qu'avec lenteur. Il tient, ou à un empâtement des tissus circonvoisins, ou à un épanchement intra-articulaire. S'il y a à la fois empâtement et épanchement, la tuméfaction peut être énorme; c'est ce qui arrive quand le rhumatisme se fixe sur le genou. La rotule est soulevée, et on trouve de la fluctuation des deux côtés de l'articulation.

A part la douleur et le mouvement fébrile qui existe au début, on a tous les signes de l'hydarthrose. C'est ce qui a existé dans la IXe observation et dans la suivante :

Observation XI.

Villamé (Thérèse), âgée de 27 ans, cuisinière, exposée à l'humidité et aux vicissitudes atmosphériques, enceinte de cinq mois, commence, le 27 janvier, à éprouver dans les hanches des douleurs suivies de frissons. Les genoux, les pieds et les poignets se prennent successivement, et la malade entre dans le service de M. Piorry (n° 66, salle Saint-Joseph). Le 1er février, on constate une tuméfaction avec chaleur et rougeur de presque toutes les articulations, et une hydarthrose du genou gauche (N. B. Il faut prendre ici le mot d'hydarthrose dans son acception générique et non dans son acception littérale. En effet, ce n'était pas un simple épanchement de synovie comme dans l'hydarthrose proprement dite, mais un épanchement purulent qui existait réellement).

On a prescrit plusieurs saignées pendant les jours suivants, et deux seulement ont été faites à plusieurs jours de distance, par erreur ou par négligence. La malade reste dans un etat stationnaire à peu près jusqu'au 6 mars, où elle accoucha d'un enfant mort. Des symptômes de métro-péritonite se déclarent, et la malade succombe le 9 mars, à huit heures du soir.

Autopsie cadavérique. L'articulation fémoro-tibiale gauche présente à l'extérieur une tuméfaction des plus remarquables. A l'ouverture, il s'en écoule une quantité considérable de pus ayant les caractères les plus tranchés, et il en reste encore deux cuillerées. Les cartilages sont ramollis, les fibro-cartilages détruits en quelques points. La capsule elle-même présente une couleur rouge foncé; des fausses membranes existent à sa surface. Des altérations analogues se rencontrent, à un degré plus ou moins élevé, dans les deux articulations tibio-tarsiennes. L'intérieur du vagin contient une sérosité rougeâtre mêlée de pus. La surface interne de la matrice est un peu ramollie. Pas de pus dans sa substance; les veines de la matrice et la veine cave n'en offrent pas non plus (BOUILLAUD, *op. cit.*).

Il n'est pas rare d'observer des sueurs dans ces cas de rhumatisme; jamais elles ne sont aussi abondantes que dans le rhumatisme articulaire aigu; elles offrent même quelque chose de remarquable; elles ne persistent pas toute la journée; elles reviennent à certaines heures. On les voit en plusieurs occasions bornées à des parties bien déterminées, et en particulier aux genoux et aux pieds. Ces parties ont alors une tendance très-marquée à la réfrigération, et la malade s'en plaint même sans qu'on l'interroge (obs. III). Mais il faut bien reconnaître que le plus souvent la transpiration est modérée, et qu'elle peut même manquer, surtout lorsque la chronicité de l'affection est bien établie.

Les mouvements sont gênés, douloureux, et quelquefois tout à fait impossibles.

Le pouls dépasse rarement cent pulsations par seconde; il varie le plus souvent de 80 à 90; il n'a pas cette largeur et cette dureté que l'on est accoutumé à rencontrer chez les rhumatisants.

La température ne monte guère au delà de 39°, comme on peut le voir dans la Xe observation. La fièvre est peu intense; mais elle existe le plus souvent au début; il y a de l'innapétence, de la soif, des frissonnements. Ces symptômes généraux ne durent pas en moyenne plus d'une dizaine de jours, et le rhumatisme passe à l'état chronique; quand il survient dans la suite de nouvelles poussées inflammatoires, ils se montrent de nouveau.

Sous l'influence du rhumatisme, l'état général va en s'affaiblissant de jour en jour; les malades maigrissent au point de faire redouter des complications du côté de l'appareil respiratoire. Quant à la grossesse, elle poursuit son cours d'une façon normale, et nous n'avons pas vu l'affection articulaire amener l'avortement, complication assez fréquente dans les opérations chirurgicales pratiquées sur les femmes grosses.

Cependant, nous devons faire remarquer que dans la IVe observation, la malade a fait une fausse couche; mais il n'y est pas dit qu'elle a été provoquée par le rhumatisme.

Marche et durée.

Dans la moitié des cas au moins, le rhumatisme pendant la grossesse présente au début la marche du rhumatisme articulaire subaigu; une seule articulation ne lui suffit pas; il cherche à se généraliser; il occupe deux, trois, quatre articulations, et même davantage; toutefois, dans ce dernier cas, il ne cloue pas la malade sur son lit. Cette période, que l'on pourrait appeler subaiguë, ne dure guère au delà de huit à dix jours. Alors les symptômes généraux cessent; il n'y a plus ou presque plus de fièvre; mais souvent les douleurs persistent encore, ainsi que les sueurs. Quant au gonflement, il est le dernier à disparaître, et on peut même dire qu'à la dernière période, où il est fixé sur une seule articulation, il constitue toute la maladie.

Dans la seconde moitié des cas, le rhumatisme est chronique d'emblée; il y a à peine quelque réaction générale au début; les malades n'éprouvent que de la douleur et de la gêne; c'est alors que le gonflement est pâteux, luisant, et sans changement de couleur à la peau, et qu'il n'occupe qu'une seule articulation.

C'est à ces cas que Genest a donné la dénomination de rhumatisme fixe, dénomination très-juste tant au point de vue du siége que de la durée de l'affection. Voici ce que dit M. Bouillaud du rhumatisme partiel.

« Toutes choses égales d'ailleurs, le rhumatisme articulaire partiel est plus opiniâtre, plus tenace, plus rebelle que le rhumatisme articulaire aigu généralisé, comme si le mal avait repris en profondeur ce qu'il a de moins en étendue, et que ces deux éléments fussent ici en raison inverse l'un de l'autre. » (BOUILLAUD, *Traité du rhumatisme articulaire*, 265.)

Plus loin (p. 269), il ajoute :

« Lorsque les articulations sont profondément entreprises, qu'un épanchement s'est formé dans leur intérieur, un dégagement complet ne s'opère jamais soudainement ou par voie de délitescence; il est vrai que, même dans ce cas, la douleur articulaire peut se dissiper en entier; mais il n'en est pas de même des autres symptômes locaux qui persistent le plus souvent, soit au même degré, soit à un degré inférieur. »

Grisolle s'exprime de la même façon : « Le rhumatisme fixe se distingue du rhumatisme ambulant par sa persistance, par sa ténaciié, parce qu'il s'accompagne plus rarement de complications du côté des autres organes; mais, en revanche, il devient quelquefois l'origine de tumeurs blanches. »

Ces citations, quoique s'appliquant au rhumatisme en général, expriment tellement bien ce que nous avons observé, que le lecteur nous pardonnera de les avoir placées sous ses yeux.

D'après ce qui précède, il est facile de voir que le rhumatisme pendant la grossesse a une durée longue, une durée quelquefois désespérante, et pour la malade, et pour le médecin.

Ainsi, sur les 23 cas rapportés dans ce travail, la durée a été :

5 fois de 1 mois à 1 mois 1/2.
4 — de 2 — à 3 mois.
4 — de 4 — à 5 mois.
4 — de 5 — à 6 mois.

Dans les six autres cas, la durée n'est pas bien indiquée.

On voit quelquefois des femmes rhumatisantes prises d'une nouvelle attaque dans le cours d'une grossesse, et il est facile alors en comparant l'attaque actuelle aux antérieures d'apprécier les modifications que la gestation apporte dans la marche et la durée de la maladie. Nous avons été assez heureux pour observer un cas de ce genre chez une femme qui a eu trois attaques de rhumatisme articulaire aigu des plus franches : la première avant, la seconde pendant, et la troisième après la grossesse. La première a duré quinze jours ; la deuxième, avec endocardite, cinq mois ; et la troisième, avec endocardite aussi, quelques semaines. Voici l'observation :

Observation XII.

La nommée N..., brune, d'un tempérament sanguin, âgée de 33 ans, ménagère, entre, le 21 mai 1876, à l'hôpital Necker, dans le service de M. le professeur Hardy.

Dès sa jeunesse, elle a eu des palpitations de cœur qu'elle a toujours conservées.

Son père était asthmatique.

En 1869, elle a eu un rhumatisme articulaire aigu qui a duré une quinzaine de jours.

Elle est devenue enceinte au commencement d'avril 1875, et, le deuxième mois de la grossesse, elle a été reprise de douleurs articulaires, qui ont débuté par la plante des pieds et se sont ensuite portées sur les genoux. Elle avait des sueurs continues et abondantes; elle ne pouvait éteindre sa soif.

La maladie dura deux mois avec des alternatives d'amélio ration et d'aggravation. Quand les douleurs quittaient les membres inférieurs, c'était pour se porter peu après sur les membres supérieurs. Pendant les deux mois suivants, la malade se leva, mais il lui fut impossible de reprendre ses occupations. « Il ne m'était même pas possible, dit-elle, de couper du pain; il me semblait que j'avais les bras paralysés. » C'est seulement deux mois avant d'accoucher qu'elle se sentit bien rétablie.

Le médecin qui la soignait alors, lui a fait appliquer un vésicatoire sur la région précordiale.

Elle a eu de très-bonnes couches, et elle nourrissait son enfant depuis quatre mois, quand elle fut prise, le samedi 20 mai, de nouvelles douleurs à la plante des pieds, puis dans les genoux et ensuite dans les coudes et dans les doigts.

Comme traitement, on lui fait prendre du sulfate de quinine et on lui enveloppe les articulations douloureuses d'une étoffe vulcanisée et imperméable.

Le 24, les douleurs articulaires sont à peu près disparues,

cependant le pouls est fréquent, la peau chaude, la langue saburrale et une sueur continuelle et abondante couvre tout le corps; en un mot, on trouve tous les symptômes d'une fièvre intense. L'auscultation révèle un bruit de souffle systolique, sans augmentation de matité à la région précordiale, ni frémissement cataire. M. Hardy diagnostique une endocardite, remplace le sulfate de quinine par la digitale, et ordonne un vésicatoire sur la région précordiale.

On retrouve ici les complications cardiaques; ce qui n'a été observé dans aucun des cas que nous rapportons. On y rencontre bien quelquefois un bruit de souffle doux, systolique et se prolongeant dans les vaisseaux du cou; mais c'est toujours chez des femmes primitivement anémiques ou qui le sont devenues par suite du séjour au lit et des conditions physiques et morales dans lesquelles leur affection les force à vivre.

Terminaison.

Au point de vue de la terminaison, l'influence de la grossesse est manifeste. Il est très-rare que le rhumatisme pendant la grossesse se termine par la mort ; cette issue ne s'est présentée qu'une fois dans les cas que nous rapportons, et, comme il y a eu des symptômes de métro-péritonite, il est plus juste de la porter à l'actif de cette complication, qu'à celui de l'affection articulaire. (Obs. XI.)

La terminaison de beaucoup la plus fréquente et la plus à redouter, est l'ankylose. Sur 23 cas elle a été complète 11 fois, dont 3 avec déformation noueuse ; 4 fois il est resté de la roideur et du gonflement ; 3 fois les malades sont sorties sans être guéries ; et 5 fois la guérison a été complète.

En négligeant les cas où il est resté de la roideur et ceux où les malades sont sorties non guéries, on aurait donc plus de deux terminaisons par ankylose pour une guérison complète.

On a eu des exemples de terminaison par ankylose dans les observations I, IX, XXII et XXIII. Nous donnons ici les plus propres à montrer cette marche pour ainsi dire fatale vers l'ankylose, mal gré le traitement le plus actif et la plus grande docilité du côté des malades.

Observation XIII.

Mme B..., âgée de 27 ans, n'a présenté, dans son enfance, aucune trace de scrofules, et ne connaît dans sa famille aucune hérédité rhumatismale. Réglée, pour la première fois, à 16 ans, et bien réglée depuis, Mme B... s'est mariée à 17 ans. Après une fausse couche et deux accouchements heureux, elle était parvenue au quatrième mois d'une grossesse, lorsqu'elle fut atteinte, sans aucune violence extérieure, sans aucune cause appréciable, d'une douleur du genou droit, accompagnée de rougeur et de gonflement. Mme B... fut obligée de garder le lit. Le médecin appelé à lui donner des soins prononça le mot de rhumatisme articulaire aigu et prescrivit une saignée générale, des sangsues autour de l'articulation malade, des cataplasmes émollients. Aucune autre articulation ne fut d'ailleurs atteinte.

Au bout de peu de jours, la douleur s'amenda, le gonflement diminua, mais la jambe demeura fléchie sur la cuisse. Le moindre mouvement arrachait des cris à la malade; on fut contraint de laisser le membre dans l'attitude vicieuse qu'il avait prise dès le début de l'affection aiguë, et, malgré les vésicatoires qui furent successivement appliqués, la flexion persista.

Après six mois de séjour au lit et un accouchement normal, Mme B... essaya de se lever et se mit à marcher avec des béquilles, résignée à une infirmité que plusieurs praticiens lui déclaraient incurable, et qu'elle conserva plus de trois ans.

C'est alors (le 29 juillet 1860) qu'elle se décida à entrer à la maison de santé, où M. Demarquay traita l'ankylose par l'extension brusque au moyen des mains et du chloroforme (Demarquay, *Gazette des hôpitaux*, [1860], 164).

Observation XIV.

Salle des femmes, n° 3, Martau, âgée de 18 ans, blanchisseuse, rue Saint-Martin, malade depuis trois mois, entrée le 27 octobre 1837, sortie le 25 janvier 1838.

D'une constitution lymphatique, peau fine, mince, blanche, cheveux châtains.

Elle est affectée depuis trois mois d'un rhumatisme du poignet gauche, qui a résisté, s'il faut l'en croire, à sept saignées et à cent quarante-cinq sangsues employées dans l'espace de quinze jours. (Des cataplasmes, des bains, des douches et quatre vésicatoires volants furent aussi mis en usage.)

L'articulation est gonflée, engorgée, et les extrémités articulaires des os sont le siége d'une véritable hypertrophie.

Pendant tout le temps que la malade a passé dans notre service, nous avons eu recours aux frictions mercurielles, aux vésicatoires volants, aux compresses aluminées avec bandage compressif. Vains efforts! rien n'a pu résoudre cet engorgement, ou, si l'on veut, cette espèce de tumeur blanche d'origine rhumatismale.

Le 10 décembre, la malade accouche heureusement et à terme d'un enfant qui a vécu.

25 janvier 1838. Elle sort bien portante, ainsi que son enfant, mais l'engorgement de l'articulation persiste toujours. (Bouillaud, *loc. cit.* CXXVII[e] obs.)

Observation XV.

Une jeune femme de la campagne vint à Paris le 14 janvier 1856; elle se fit conduire chez une sage-femme. Elle était enceinte de six mois environ et pour la première fois. Elle était bien conformée, de taille moyenne, blonde, lymphatique, exempte jusqu'alors de toute manifestation rhumatismale. Dès son arrivée à Paris, elle éprouva des douleurs articulaires. Le pied et le coude du côté droit furent exclusivement atteints, du moins l'affection rhumatique s'y établit définitivement. Le gonflement était considérable et les douleurs vives. Il n'y avait ni la généralisation de la maladie, ni l'appareil fébrile, ni les sueurs, qui sont comme les caractères nécessaires du rhumatisme articulaire aigu à forme commune.

La fluxion rhumatismale qui occupait le pied disparut au bout de quelques jours; il n'en fut pas de même au coude. Il se forma une hydarthrose, puis un gonflement œdémateux considérable autour de l'articulation; il me sembla que la suppuration s'y était établie, je craignis des conséquences graves. L'état de la malade m'inspirait d'ailleurs des inquiétudes en raison des vomissements fréquents qu'elle éprouvait et d'un amaigrissement rapide. Ce fut dans ces circonstances que j'osai proposer l'accouchement prématuré artificiel. L'enfant, qui n'avait pas tout à fait atteint le huitième mois, vint au monde vivant, il succomba au bout de quelques jours. La malade guérit, mais elle conserva une ankylose du coude droit (Lorain, *Communication faite à la Société de médecine des hôpitaux*, in *Union médicale*, 25 décembre 1866).

Observation XVI.

Joséphine Capron, âgée de 20 ans, brune, d'un tempérament plutôt sanguin que lymphatique, sans aucun antécédent rhumatismal, enceinte de six mois, fait une chute sur le côté dans le courant de mai 1875.

Trois semaines après, elle ressentit des douleurs dans le coude droit, qui devint rapidement gonflé et rouge, au point de faire croire à un érysipèle, lorsqu'elle entra dans le service de M. Labbé.

Elle y passa quatre mois sans grande amélioration, et en

sortit dès qu'elle fut rétablie de ses suites de couches, au commencement du mois d'août.

Elle reste un mois chez elle, toujours couchée et le bras placé sur un oreiller. Comme elle dépérissait tous les jours, son médecin lui conseilla de rentrer à l'hôpital.

M. Perrier lui plaça le bras dans une gouttière, puis, à la fin du mois d'octobre, prévoyant l'ankylose, il appliqua un appareil inamovible afin de la favoriser dans une bonne position.

A la fin de décembre, toute trace d'inflammation ayant disparu de l'articulation, M. Labbé essaya d'y ramener les mouvements (l'ankylose n'était pas complète) par l'extension forcée. Il parvint à fléchir et à étendre l'avant-bras, mais en provoquant des douleurs atroces.

La malade sort au commencement de janvier 1876 ; elle promet de revenir plusieurs fois la semaine; mais par crainte de la douleur elle ne se présente pas, et aujourd'hui l'ankylose est à peu près, pour ne pas dire, tout à fait complète. Le coude est revenu à sa grosseur ordinaire et, malgré cette infirmité, Joséphine coud sans trop de gêne.

Qu'on nous permette de donner le résumé de trois observations de la thèse de M. Charcot, sur le rhumatisme noueux. L'affection a débuté ou s'est réveillée à l'occasion d'une grossesse. Elles offrent de l'intérêt, surtout au point de vue de la terminaison. Elles montrent ce que nous avancions au commencement de ce travail, qu'il n'y a pas de grandes démarcations entre les différentes sortes de rhumatisme. En effet, voici deux affections articulaires bien différentes : l'une s'attaque de préférence aux grandes articulations, où elle se localise presque toujours, l'autre se porte surtout sur les petites articulations où elle tend à se généraliser en allant des plus petites aux plus grandes; l'une dure des mois, l'autre des années; la première abolit simplement les mouvements, la seconde les abolit aussi ; mais, de plus, elle déforme les os et s'accompagne de rétraction musculaire; et cependant elles admettent la même cause, et se rapprochent en partie par la terminaison qui est l'abolition des mouvements.

Observation XVII.

Madame Étard, née de grands-parents rhumatisants, rhumatisante elle-même dès l'âge de 15 ans, devient enceinte à 28 ans. A la sixième semaine de la grossesse, les douleurs reparurent dans le genou gauche, qui devint rouge, tuméfié, douloureux. Vingt-cinq sangsues réussissent à calmer les accidents. mais, deux ou trois jours après, les douleurs reparurent avec le gonflement, sans la moindre trace de fièvre, dans les articulations des doigts, des poignets et des coudes. Peu à peu les jointures devinrent indolores, et le rhumatisme prit la forme noueuse.

Observation XVIII.

Madame Gagnard ressentit les premières douleurs rhumatismales à l'âge de 28 ans, un an après son mariage. A 29 ans elle devint enceinte, et pendant la gestation il y eut une nouvelle exacerbation dans les douleurs. Le rhumatisme prit bientôt après la forme noueuse et à 40 ans la malade se trouvait à la Salpétrière.

Observation XIX.

La nommée Cuny (Anne), né le 28 frimaire an XII, est entrée, le 25 février 1834, à l'hôpital de la Salpêtrière. Cette femme n'a aucun antécédent rhumatismal et n'a jamais habité d'endroit humide. A 23 ans elle devint grosse, et au cinquième mois de sa grossesse, elle quitte Paris, où elle était servante, pour retourner chez elle. Là, sans cause connue, un mois après son arrivée, « elle éprouva de la gêne dans les mouvements et de la douleur dans les articulations métacarpo-phalangiennes du pouce et de l'index de la main droite. Cette douleur était à peine accompagnée d'un peu de rougeur. Bientôt le genou droit devint rouge et gonflé, les jointures tibio-tarsiennes, puis les poignets se prirent à leur tour. » L'accouchement eut lieu alors, et, huit jours après, les accidents avaient à peu près disparu, quand la malade s'étant exposée au froid, fut reprise de douleurs, mais qui ne furent accompagnées ni de rougeur, ni de gonflement, ni d'aucune réaction fébrile. Les articulations se déformèrent, et la malade dut entrer à la Salpêtrière.

L'ankylose peut ne pas être complète et les malades ne conserver que de la roideur. La guérison arrive dans le quart des cas environ. Elle est complète et les malades ne conservent rien de leur affection. Une fois la guérison bien établie, la récidive n'a eu lieu que dans un cas (obs. XXI).

L'accouchement apporte quelquefois une grande amélioration; d'autre fois, il est sans effet avantageux sur le rhumatisme (obs. IV). Voici deux observations où il a exercé une influence favorable.

Observation XX.

La nommée E. Rouvet, âgée de 19 ans et demi, domestique, est entrée le 25 décembre.

Réglée à 13 ans, elle a eu ses dernières règles le 1er avril.

Depuis un mois elle éprouve des douleurs rhumatismales dans le coude droit, qui est gonflé, tuméfié; il ne présente pas de coloration rouge.

Elle est primipare.

Le 25 février, elle éprouve les premières douleurs à deux heures de l'après-midi, à onze heures et demi, il y a rupture des membranes, et à minuit et demie elle accouche après dix heures et demie de travail.

Le 26, le coude ne présente plus l'aspect d'une localisation rhumatismale, il est pâle, tuméfié ; il semble qu'il y ait là une tumeur blanche au début : pouls à 84 ; un potage, deux bouillons.

Le soir elle va mieux, le pouls est tombé à 68, le ventre est souple et l'utérus se trouve à 17 centimètres du pubis.

Le 27, le matin, bien, apyrexie complète : deux potages, deux bouillons, deux pots de tilleul ; la femme a rendu un caillot de sang ; les parties sont un peu enflées.

Le soir, apyrexie, coude moins douloureux.

Les 28, 29 et 30, elle va de mieux en mieux.

Le 7 mai, le bras est en meilleur état, les mouvements sont complets et indolores.

Le 8, 9, 10, elle va bien de son coude, mais elle a un peu de diarrhée : un quart de lavement laudanisé, un demi de diascordium.

Le 11, elle sort guérie avec un peu de diarrhée seulement. (Vachée, *op. cit.*, Obs. VIII.)

Observation XXI.

Madame X..., âgée de 22 ans, nouvellement mariée, devint enceinte. Les premiers temps de sa grossesse ne furent marqués par aucun incident digne d'être noté. Au sixième mois, elle ressentit une douleur persistante dans le genou droit. Cette jeune dame était alors absente de Paris ; on m'écrivit et je répondis qu'il fallait craindre une hydarthrose, dont la duree pourrait être fort longue (ces faits de rhumatisme génital ou de rhumatisme pendant la grossesse m'étaient déjà connus). L'hydarthrose dura deux mois et demi. L'accouchement se fit et je tâchai en vain d'obtenir de cette jeune femme qu'elle ne nourrit pas. Je lui fis entrevoir la possibilité d'une rechute ; car si le rhumatisme subaigu soli-articulaire, n'est pas rare pendant la grossesse, il est peut-être plus commun encore chez les nourrices. Mes conseils ne furent pas écoutés. Au sixième mois après l'accouchement, l'hydarthrose se reproduisit ; l'enfant fut sevré un mois plus tard; la maladie dura en tout quatre mois. Divers traitements internes et externes furent employés. M. Michon et M. Nélaton virent la malade. A cette arthrite succéda une double kératite.

Cette kératite ne me paraît pas pouvoir être séparée de l'arthrite; il y avait une diathèse mise au jour par l'état puerpéral, et qui se manifestait de diverses façons. Cette jeune femme n'est pas scrofuleuse. Je trouvais seulement parmi ses antécédents morbides une hépatalgie pour laquelle elle avait séjourné pendant une saison à Vichy. (Lorain, in *Union médicale*, 25 Décembre 1866.)

Quelques auteurs pensent què la grossesse favorise la terminaison par suppuration. M. Vaille, entre autres, dans la partie de sa thèse où il parle du rhumatisme chez les femmes grosses, attribue les modifications, qui arrivent dans l'articulation, à la suppuration, et, pour lui, l'ankylose et la roideur n'en seraient que la conséquence. « Dans certains cas, dit-il, la suppuration se fait jour au dehors et peut devenir le point de départ de complications graves et même mortelles. » Nous n'avons jamais rencontré cette terminaison dans le rhumatisme pendant la grossesse, et, comme les malades n'ont pas été traitées par la ponction, nous croirions nous avancer trop en disant qu'il y avait du pus dans les articulations. Sans nier la possibilité de la suppuration, nous croyons qu'elle est aussi rare dans le rhumatisme pendant la grossesse, qu'elle est fréquente dans le rhumatisme puerpéral.

Pour s'en convaincre, il n'y a qu'à comparer les observations rapportées ici, avec celles que M. Vaille donne dans sa thèse, sur le rhumatisme puerpéral. Sur 11 cas la mort arrive 8 fois avec suppuration des articulations.

Brauenberger, dans sa thèse (*Sur les manifestations rhumatoïdes de la puerpéralité,* Paris, 1870), cite six observations qui se sont également terminées par la suppuration et la mort.

Pronostic.

Genest (*Archives de médecine*, 1830), dans un mémoire intéressant sur le rhumatisme fixe, essaie d'établir comme pronostic, entre le rhumatisme ambulant et le rhumatisme fixe, la même relation qu'entre l'érysipèle ambulant et l'érysipèle fixe. Cette relation est vraie aussi pour le rhumatisme pendant la grossesse. Mais Genest, à notre avis, porte un pronostic trop favorable quand il dit : « Si l'on s'en rapportait aux anciens auteurs (Boerhaave, Sydenham, Van Swieten, etc.), le pronostic du rhumatisme articulaire, lorsqu'il se fixe sur une articulation en particulier, serait extrêmement grave, et cependant nous voyons ici que, sur cinq cas, un seul s'est terminé par ankylose. » Nous sommes plutôt de l'avis de Boerhaave, Sydenham et Van Swieten.

Les cinq cas qu'il rapporte ont été observés chez des femmes jeunes, et, chose remarquable, les accidents s'étaient déclarés chez trois de ces malades après la suppression brusque du flux menstruel. Il est vrai qu'aucune d'elles n'était enceinte.

Pour nous, le pronostic est grave, parce que l'affection se termine souvent par ankylose (11 fois sur 23 cas), et que la guérison n'a lieu que dans le quart des cas environ. Et même alors, la durée du rhumatisme est encore un élément dont il faut tenir grand compte dans le pronostic. On a, en effet, vu des cas où les femmes n'ont retrouvé la faculté de leurs mouvements qu'après quatre mois et quatre mois et demi. (Obs. XII et XX.)

Est-il possible de savoir, d'après les symptômes, si le rhumatisme se terminera par ankylose ou par guérison? D'une manière absolue, non. Mais quand plusieurs jointures sont prises en même temps, que les douleurs sont mobiles et peu intenses, et que la réaction générale est assez marquée, on peut se montrer plus rassuré et espérer une terminaison heureuse, à moins qu'après un ou deux septénaires on ne voie le gonflement disparaître de la plupart des articulations envahies et se concentrer, pour ainsi dire, sur une seule. Dans ces conditions, si l'ankylose n'a pas toujours lieu, la durée est certainement longue.

Il faut, en général, réserver son pronostic toutes les fois que la maladie, en se localisant, prend dès le début une marche chronique. Cependant, même dans les cas où tout fait redouter l'ankylose, on ne doit jamais désespérer; car il se présente des circonstances où la douleur est fixe, vive, le gonflement considérable et la marche lente, où le rhumatisme persiste depuis des mois, ne provoquant pour ainsi dire aucun symptôme fébrile, et à un moment donné, le gonflement disparaissant même assez rapidement, l'articulation revient à l'état normal.

Le passage suivant, tout en s'appliquant au rhumatisme en général, fera comprendre mieux que tout ce que nous pourrions dire, avec quelle réserve on doit porter son pronostic :

« Mais quand les articulations ont subi les graves altérations anatomiques dont nous avons parlé précédemment, leurs mouvements deviennent de plus en plus bornés et finissent par devenir nuls; ils sont physiologiquement impossibles, lorsque les surfaces articulaires ont contracté de fortes adhérences entre elles; alors les articulations sont ankylosées; de là ce nom d'infirmes, d'impotents, de perclus, que l'on donne aux rhumatisants. » (Bouillaud, *loc. cit.*, p. 252.)

Nous devons à l'obligeance de M. le professeur Verneuil, qui nous a donné l'idée de ce travail et aidé de ses conseils, deux observations bien faites pour engager les praticiens à ne pas être trop confiants sous le rapport de la terminaison, et surtout à ne pas laisser les membres s'ankyloser dans une attitude qui, non-seulement gênerait beaucoup dans la suite, les relations des malades, mais les mettrait même dans l'impossibilité d'accomplir les actes les plus nécessaires à l'existence.

Observation XXII.

Mad. L..., 22 ans, d'une bonne constitution et vivant dans l'aisance, était arrivée au quatrième mois de sa grossesse, lorsqu'elle fut prise d'un rhumatisme articulaire aigu généralisé sans cause bien appréciable.

Plusieurs articulations furent atteintes fort légèrement et le mal se fixa bientôt sur l'articulation du coude droit, où il acquit une extrême intensité. Toute la jointure devint le siége de douleurs intenses, d'un gonflement qui s'étendait au loin sur le bras et l'avant-bras, et d'une rougeur qui nous fit craindre pendant plusieurs jours la suppuration de l'article.

Malgré l'intensité de ces phénomènes, la fièvre et les autres symptômes généraux restèrent assez modérés.

Nous mîmes en usage un traitement actif; sangsues, frictions avec l'onguent napolitain belladoné, ouate en couche épaisse, immobilité du membre, sulfate de quinine, purgatifs, boissons alcalines, etc.

L'inflammation locale se calma, mais les mouvements restèrent impossibles et extrêmement douloureux. L'avant-bras était fléchi à angle obtus sur le bras. Craignant de voir cette attitude persister, je n'hésitai pas à endormir la malade et à fléchir l'avant-bras à angle de 80° environ; une gouttière en fil de fer fut faite sur mesure pour maintenir cette attitude.

Bien nous en prit, car l'arthrite se termina par une ankylose si complète qu'aujourd'hui, deux ans après la maladie, on ne trouve pas le plus petit mouvement dans la jointure. N'ayant aucun espoir d'obtenir un résultat meilleur, j'ai laissé les choses en l'état. Mad. L... se sert très-convenablement de son bras, en particulier pour les travaux de femme et pour les écritures; elle n'en a jamais souffert.

Notons en passant que sa grossesse n'a été nullement influencée par la maladie intercurrente et que l'accouchement venu à terme s'est effectué de la façon la plus normale pour la mère et pour l'enfant.

Observation XXIII.

Une dame de province, âgée de 28 ans, d'une belle constitution, d'une santé habituelle excellente, a eu trois accouchements heureux.

Dans le cours d'une dernière grossesse, vers le cinquième mois, pendant l'hiver de 1873, réveillée en sursaut par les cris : « Au feu ! » elle se leva précipitamment, se couvrit à peine, et, ouvrant sa fenêtre, se mit à un balcon, appuyée sur les deux avant-bras presque nus. Elle resta là quelques minutes, et, sentant un peu de froid, rentra se coucher. L'incident tout d'abord n'eut pas de suites ; mais le lendemain les deux coudes devinrent douloureux ; bientôt la fièvre s'alluma et une double arthrite huméro-cubitale se déclara.

On institua un traitement approprié qui dissipa peu à peu les phénomènes inflammatoires. Malheureusement on se contenta de placer les deux bras sur des coussins dans l'extension complète.

Quand les douleurs furent amendées, on constata que la mobilité volontaire et provoquée était tout à fait abolie. Malgré les bains, les pommades, cet état ne changea plus.

La grossesse continua heureusement son cours. Elle mit au monde un enfant à terme, bien portant et bien conformé.

Je vis cette dame huit ou neuf mois plus tard ; les bras étaient un peu tuméfiés dans toute leur étendue, les articulations des doigts, du poignet et de l'épaule un peu roides et légèrement douloureuses. Je ne puis constater aucune mobilité dans les deux coudes, si ce n'est à gauche une très-faible trace de pronation et de supination.

Je mis en usage : le massage, la compression méthodique, les frictions ; j'envoyai la malade à Aix ; tout fut inutile.

Les articulations du coude n'offrent, au toucher, rien d'anormal, mais l'ankylose persiste. Cette dame a les deux bras pendants le long du corps ; elle ne peut ni s'habiller, ni prendre sa nourriture; sa seule distraction consiste à jouer du piano.

J'ai proposé la rupture des ankyloses et la métamorphose de l'attitude étendue en attitude fléchie. La malade, retenue par la crainte de nouvelles douleurs, a refusé toute intervention active.

Voilà deux femmes d'une très-bonne constitution, vivant dans l'aisance, auxquelles les soins n'ont pas manqué; et l'ankylose, qui malheureusement n'a pas été prévue dans le second cas, survient malgré ces conditions excellentes. C'est un argument contre ceux qui ne voudraient voir dans cette affection que le rhumatisme articulaire subaiguë, devenant fixe et traînant en longueur par suite des conditions mauvaises dans lesquelles se trouvent les malades.

Nous croyons du reste qu'il n'est pas possible de confondre le rhumatisme pendant la grossesse, avec l'affection étudiée par M. Blanc (*Thèses de Paris*, 1872), sous le nom d'arthrite déformante, que d'autres ont appelée arthrite des pauvres, et qui, oin d'avoir de la tendance à l'ankylose, s'accompagne d'une mobilité exagérée.

Traitement.

Nous ne voulons pas reproduire ici toutes les médications que l'on a mises en usage contre le rhumatisme, mais seulement donner quelques indications spéciales à notre sujet. Le sulfate de quinine, les alcalins, etc., et en général tous les médicaments qui s'adressent à l'état général, seront indiqués quand le rhumatisme se rapprochera de la forme aiguë; mais, il faut bien l'avouer, on retirera peu d'avantages de la médication générale, et les moyens les plus utiles seront ceux qui s'attaqueront à la localisation elle-même.

Contre les douleurs vives et persistantes, l'opium, la poudre de Dower à l'intérieur, les cataplasmes laudanisés, l'onguent mercuriel belladoné donnent quelques résultats, mais réussissent moins que les sangsues à calmer les souffrances des malades. L'immobilisation au moyen d'une gouttière est même supérieure à ces dernières; il a quelquefois suffi d'y placer le membre pour calmer des douleurs qui avaient résisté à toute autre médication. La compression est aussi un excellent moyen qu'on peut lui associer.

La gouttière, et même les appareils inamovibles, deviennent nécessaires quand il y a tendance à l'ankylose; il faut alors avoir soin de maintenir le membre dans une bonne position, l'étendre, si c'est le genou qui est atteint, et maintenir l'avant-bras fléchi sur le bras, si c'est le coude. Quand le rhumatisme siége au poignet, on immobilise la main au moyen d'une planchette.

Pour combattre le gonflement accompagné d'épanchement intra-articulaire, on emploie les vésicatoires, et si l'épanchement est considérable, la ponction, moyen qui paraît mauvais au premier abord, mais qui amène une diminution rapide des accidents.

Contre l'empâtement articulaire, il n'y a guère que le badigeonnage avec la teinture d'iode.

Les bains sulfureux, les douches chaudes sont indiqués lorsque le rhumatisme a pris une marche chronique, ou qu'il reste de la roideur. Les malades fortunées se trouveront très-bien des bains d'Aix, en Savoie, que M. Fournier a vantés contre le rhumatisme blennorrhagique.

Enfin, s'il y a un écoulement par les parties génitales, soit uréthral, soit vaginal, il faudra le traiter immédiatement par des injections astringentes, le fer et le vin de quinquina. On devra même employer ce traitement comme prophylactique, toutes les fois qu'une femme enceinte sera prise de leucorrhée, et ne pas négliger cette affection qui joue certainement un rôle important dans la production du rhumatisme chez les femmes grosses.

On n'oubliera pas non plus que, par suite des conditions dans lesquelles vivent les malades, elles maigrissent quelquefois rapidement, et que l'état général va en s'affaiblissant tous les jours, surtout lorsqu'elles sont forcées de garder le lit pendant plusieurs mois. Une bonne alimentation, les amers, l'huile de foie de morue, et en général les reconstituants se trouvent alors indiqués.

Il ne faudra jamais avoir recours à l'avortement ou à l'accouchement prématuré, à moins de complications graves, comme des vomissements incoercibles qui menaceraient la vie de la femme. Car si l'accouchement produit quelquefois une grande amélioration, il n'est pas moins fréquent de voir l'affection continuer son cours après la délivrance; et dans le seul cas où l'accouchement prématuré a été employé, l'ankylose n'en est pas moins survenue.

Contre la forme noueuse, on a employé les bains de toutes sortes (de vapeur, sulfureux, gélatineux, mercuriels). Bonnet, de Lyon, a essayé les douches, d'autres l'électricité. Il est inutile d'ajouter que l'amélioration, quand elle a existé, n'a été que passagère

www.ingramcontent.com/pod-product-compliance
Ingram Content Group UK Ltd.
Pitfield, Milton Keynes, MK11 3LW, UK
UKHW021014180726
13838UKWH00004B/1542

9 782329 123837